LA STATION

DE

SAINT-ALBAN-LES-EAUX

ÉTUDE MÉDICALE

PAR

Robert VAN DER ELST

Docteur en médecine, Docteur ès lettres,
Médecin de l'Établissement thermal

PARIS

IMPRIMERIE LEVÉ

17, RUE CASSETTE

1914

DU MÊME AUTEUR

Contribution apportée à la notion d'hystérie par l'étude de l'hypnose, thèse de médecine, 1908. Paris. Vigot (*Epuisé*).

Traité des Passions de l'Ame et de ses Erreurs, par GALIEN, première traduction française, avec une introduction, des notes, un commentaire et un lexique, thèse complémentaire pour le doctorat ès lettres, Paris, 1914 (Delagrave).

Michelet naturaliste, thèse principale pour le doctorat ès lettres, Paris, 1914 (Delagrave).

Les Conceptions actuelles de la Neurasthénie, conférence faite à l'Hôpital Sainte-Eugénie, à Lille, dans la clinique du professeur Desplats, le 20 mars 1909 (*Journal des Sciences médicales de Lille*, janvier 1910). (Tirage à part *épuisé*.)

Guérisons miraculeuses, Hypnotisme, Hystérie, articles parus dans le *Dictionnaire Apologétique de la Foi Catholique*, sous la direction du professeur d'ALÈS (chez Beauchesne, Paris).

Lourdes, les guérisons, préface de l'ouvrage du docteur BOISSARIE, président du Bureau des Constatations (Paris, Bonne Presse, 1911).

La Suggestion, *Revue de Philosophie*, 1er novembre 1910.

Nombreux articles dans la *Revue pratique des Connaissances médicales* (Paris, depuis 1910).

EN PRÉPARATION

Phénomènes surnaturels et phénomènes nerveux, conférences de psychologie religieuse données à l'Institut Catholique de Paris, sous les auspices de la *Revue de Philosophie*, en 1911, 1912, 1913, 1914 (Beauchesne, Paris).

LA STATION

DE

SAINT-ALBAN-LES-EAUX

ÉTUDE MÉDICALE

PAR

Robert VAN DER ELST

Docteur en médecine, Docteur ès lettres,
Médecin de l'Etablissement thermal

PARIS

IMPRIMERIE LEVÉ

17, RUE CASSETTE

1914

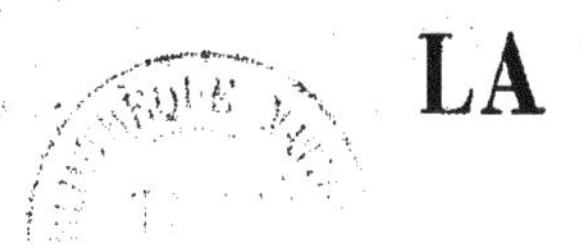

LETTRE-PRÉFACE DU P' GARRIGOU
A L'AUTEUR

UNIVERSITÉ DE TOULOUSE

FACULTÉ MIXTE DE MÉDECINE ET DE PHARMACIE

INSTITUT D'HYDROLOGIE

ENSEIGNEMENT
DE
L'HYDROLOGIE

Application
pratique.

Toulouse, le 17 juin 1914.

BIEN HONORÉ CONFRÈRE,

L'eau de Saint-Alban au sujet de laquelle vous m'avez demandé quelques renseignements techniques, est une eau bicarbonatée qui me paraît être fort intéressante. Je me suis un peu occupé de sa composition, et je suis porté à croire qu'étudiée complètement au point de vue chimique, elle est destinée à produire quelque surprise dans le monde médical.

J'ai pu constater par moi-même, sur des résidus salins de cette eau que je tenais de mon ami le docteur Cuguillère, que l'eau de Saint-Alban étudiée par des procédés nouveaux que j'ai l'habitude d'appliquer depuis plus de quarante ans, à la recherche des métaux rares et lourds contenus dans les eaux miné-

*

rales, donnera une moisson importante. Il vaut certainement la peine de faire la recherche de ces métaux dont je connais la présence au nombre de douze à treize.

Une recherche complète en donnera à coup sûr un plus grand nombre, et permettra d'étendre la thérapeutique locale dans des cas de neurasthénie surtout.

Veuillez, bien honoré confrère, accueillir ces indications comme simple production d'une observation passagère, mais scrupuleusement enregistrée, et croyez à l'expression de mes sentiments les plus sympathiques et les plus distingués.

(*Signé*) Dr F. GARRIGOU.

LA STATION

DE

SAINT-ALBAN-LES-EAUX (Loire)

Etude médicale.

La station de Saint-Alban, dont les eaux minérales sont célèbres depuis les temps les plus reculés, est située à 10 kilomètres de Roanne, sur la ligne de Roanne à Vichy (chemin de fer du centre). La situation du pays est bien connue des touristes; mais les malades en ont désappris le chemin depuis qu'on en a rendu l'accès plus facile, estimant sans doute qu'ils devaient aller chercher beaucoup plus loin ce qu'ils avaient sous la main.

Le crédit des eaux n'a pourtant jamais décru, même dans les milieux médicaux les plus autorisés. Sans remonter jusqu'à Richard de Laprade qui parlait des eaux de Saint-Alban dans le *Journal de médecine de* 1774, ni même jusqu'aux fondateurs de l'Établissement actuel, les Goin (1), les Monin (2), — on trouve dans les encyclopédies médicales qui ont paru sous le second Empire un écho de la notoriété publique : Rotureau a consacré à Saint-Alban une longue et élogieuse notice dans le *Dic-*

(1) Goin, *Mémoire sur les eaux minérales de Saint-Alban, près Roanne*, 1834.

(2) Monin, *Essai sur les eaux minérales de Saint-Alban, près Roanne*, 3ᵉ édit., 1866, 39 pages.

tionnaire encyclopédique des sciences médicales (1). Labat (2)
en a parlé lui-même dans un traité où il signalait
la vogue dont les eaux minérales allemandes jouis-
saient auprès du public français : dans ce temps où
les voyages étaient deux fois plus longs qu'aujour-
d'hui, c'était à Ems, c'était à Nauheim que se rencon-
traient les malades français les plus illustres : les
Allemands ne faisaient pourtant qu'imiter les premiers
médecins de Saint-Alban (3), mais il était déjà d'usage
de méconnaître les ressources de la France. Il est juste
d'ajouter que la pratique des bains carbo-gazeux se
vulgarisait vers le même temps dans des stations minérales françaises dont le légitime développement, secondé
par diverses causes, diminuait indirectement le succès
d'une station moins bien desservie ou moins favorisée.
On sait d'ailleurs que les eaux très connues comme eaux
de table acquièrent peu à peu dans le public la réputation d'eaux médicalement indifférentes ; or depuis une
vingtaine d'années la renommée de Saint-Alban a notablement grandi à ce point de vue. Cette renommée est
justifiée par les soins de l'embouteillage, par la pureté
du gaz carbonique des eaux, par leur pauvreté en chlorure de sodium, par l'heureuse proportion de leurs sels
alcalins qui en rendent l'emploi indéfiniment favorable
ou inoffensif, et enfin par la suppression de leurs sels de
fer dont on les débarrasse avant l'expédition (4). Quoi

(1) ROTUREAU, *Encyclopédie médicale*, chez Asselin et Masson, 1865 :
article *Saint-Alban*.

(2) LABAT, *Eaux minérales étrangères*, Bibliothèque nationale, Te 160
208, page 7.

(3) MACQUARIE, *Les Bains du centre*, 1891, page 259, 261 : « La médi-
cation carbonique est très suivie à Saint-Alban qui l'a mise en pratique
avant l'Allemagne ». Cf. Heitz, in *Crénothérapie* de LANDOUZY-GAU-
TIER, etc., page 318.

(4) GOIN, *op. cit.*, page 37,40 ; —pour la pauvreté en chlorure, cf. HEITZ,
op. infra cit. Le régime déchloruré facilite la cure et accroît notamment l'efficacité des bains carbo-gazeux. On a vanté avec raison la pauvreté des eaux de Royat en chlorures : encore en contiennent-elles en
moyenne 1 gr. 05 par litre et celles d'Ems près d'un gramme (HUCHARD,
Thérapeutique clinique, p. 221) ; Saint-Alban n'en a que **0,03 centigrammes** (Lefort). — Quant à la suppression du fer, elle est indispen-

qu'il en soit, l'excellence de ces eaux comme eaux de table n'empêche pas, comme on le verra plus loin, qu'elles soient médicalement indiquées dans certains cas déterminés ; mais cette cause seule suffirait peut-être à expliquer que depuis quelques années les ouvrages de vulgarisation taisent à peu près complètement le nom de Saint-Alban comme station hydro-minérale (1).

Malgré ce discrédit apparent, les eaux de Saint-Alban ont conservé la confiance des cliniciens et des thérapeutes les plus éminents ; c'est ainsi que le professeur Robin (2) cite Saint-Alban au nombre des sources bicarbonatées calciques qui contribuent à la richesse incomparable de la France. L'illustre et regretté Cornil écrivait que Saint-Alban « mérite d'être placé au rang des premières stations minérales de France » (3). Huchard n'en méconnaît pas l'existence (4). Pouchet cite les eaux de

sable, non seulement pour qu'on obtienne la clarification de l'eau : Weber dans son célèbre *Recueil sur les eaux minérales de l'Europe* (trad. Doyon Spillmann, éd. Steinheil, 1899), a signalé en outre le danger de nombreuses eaux qui, dit-il (p. 342) « contiennent de petites quantités de fer quelquefois en proportion plus grande qu'il ne serait désirable pour une eau de table ».

(1) JACQUOT et WILLM (*Les eaux minérales de la France*, 1894, chez Baudry) n'ont consacré à Saint-Alban qu'une simple mention. On peut faire la même remarque en feuilletant le traité de Weber : *Eaux Minérales de l'Europe*, et la plupart des annuaires et guides. Voir aussi LANDOUZY, page 65 du *C.-R. Voyage d'études médicales de 1900* (Carré et Naud). Voir enfin le *Guide pratique des eaux minérales de France et de l'étranger*, par C. JAMES et V. AUD'HOUI, Paris, Bloud, Barral. 1902 ; Saint-Alban y est à peine mentionné, avec cette indication peu instructive (p. 75) : « L'eau de Saint-Alban facilite et force la digestion ». Le silence des annuaires, la difficulté des communications jusqu'en 1910, sont des causes qui n'ont pas médiocrement contribué à rendre Saint-Alban moins accessible ; mais ces causes ont aujourd'hui disparu.

(2) ROBIN, page 11 de la Préface de l'*Index médical des principales stations thermales*, 1913, Paris, Gainche.

(3) CORNIL cité par SERVAJAN, *De l'action physiologique thérapeutique des eaux minérales de Saint-Alban*, Paris, G. Masson, 1884 ; pages 5 ; l'ouvrage du Dr CORNIL est signalé page 16, sous ce titre : *Deux jours à l'établissement thermal de Saint-Alban*, in-folio, Moulins, 1867.

(4) HUCHARD, *Thérapeutique clinique*, page 221 : « Saint-Alban dans la Loire avec ses bains carbo-gazeux »...

**

Saint-Alban parmi les bicarbonatées mixtes (1); et il dit
ailleurs, en parlant de cette station : « Aucune station
hydro-minérale ne peut rivaliser avec elle sous le rapport
de la gazothérapie (2). »

Les temps sont loin toutefois où l'on comptait à Saint-
Alban des centaines de baigneurs, mais enfin on les a
comptés. En 1839, deux cents indigents assiégeaient l'établissement dépourvu d'hôpital, sans parler des malades
aisés qui se logeaient dans le bourg (3). En 1842, il y
eut huit cents buveurs, dont quatre cent quatre-
vingt-dix consultèrent le médecin-inspecteur d'alors, le
Dr Nepple (4). Ces succès étaient obtenus en dépit de
grandes difficultés; un journaliste qui consacre, en 1846
et en 1847, de curieux articles à la cause de Saint-Alban,
fait allusion aux obstacles que le Gouvernement de
Louis-Philippe suscite au Dr Goin; il estime que les eaux
n'ont pas été exploitées comme elles devraient l'être et il
conclut qu'elles sont appelées, « lorsqu'elles seront bien
connues, à un brillant avenir » (5). Vingt ans après, la
vogue ne s'est guère démentie : Péladan croit qu'on
abuse plutôt des eaux, il proteste contre la liberté illi-
mitée qu'on accorde à qui que ce soit d'user de n'importe
quelles eaux, et il ajoute : « cette licence thérapeutique
a eu pour résultats de déconsidérer la médecine des eaux
et de porter les gens du monde à choisir les stations où
les appellent les plaisirs plutôt que celles où la santé les
invite..... il n'est pas une source minérale ou thermale

(1) Pouchet, *Précis de Pharmacologie*, page 602.
(2) *Aide-mémoire de thérapeutique* de Pouchet, Debove, Sallard,
article *Saint-Alban*.
(3) Goin, *Des eaux minérales considérées sous le rapport de la légis-
ation, de la science et de l'humanité*, pétition au Ministre du Commerce
et des Travaux publics, chez Périsse, Roanne, 1839, page 8.
(4) Nepple, *Des eaux minérales de Saint-Alban et de leur valeur
thérapeutique*, 1843, pages 1 et 2.
(5) Journal *La Mouche*, 21, 24, 30 juillet 1846, 4 août 1846, 25 sep-
tembre 1847.

qui n'ait son efficacité propre » (1). Cette efficacité ne saurait avoir changé. Cette vogue, si elle était justifiée il y a cinquante ans, doit l'être encore.

L'analyse des eaux doit d'abord nous guider à ce sujet ; voici l'analyse de Lefort (2).

	PUITS CÉSAR ou Grands Puits (bains)	PUITS FAUSTINE ou de la pompe (lotions) ou des dermatosiques	PUITS ANTONIN ou nouveau ou découvert	PUITS JULIA (boisson) ou puits rond ou puits neuf
Azote et oxygène....	Traces.	Traces.	Traces.	Traces.
Anhydride carbonique libre ou combiné...	3,3900	3,3784	3,5100	3,4100
Acide chlorhydrique..	0,0189	0,0192	0,0182	0,0190
Acide iodhydrique...	Traces.	Traces.	Traces.	Traces.
Silice............ ...	0,0453	0,0443	0,0454	0,0448
Potasse............	0,0432	0,0442	0,0434	0,0451
Soude............	0,3692	0,3679	0,3689	0,3687
Chaux	0.3651	0,3710	0,3684	0,3695
Magnésie..........	0,1430	0,1391	0,1402	0,1422
Oxyde ferreux.......	0,0105	0,0104	0,0101	0,0099
Arsenic...........	Traces.	Traces.	Traces.	Traces.
Matières organiques..	Traces.	Traces.	Traces.	Traces.
(Brome, phosphates, lithine, ammoniaque, strontiane)....	0	0	0	0

(1) Péladan, *Guide pittoresque, historique et médical*, 1868, p. 123-124. — Nous sommes heureux d'exprimer ici nos remerciements les plus vifs aux personnes qui nous ont procuré ou prêté ces brochures aussi intéressantes qu'introuvables, surtout celles de Goin, Monin et Nepple, et nous adressons spécialement cet hommage de reconnaissance à M. Stéphane Bouttet, propriétaire à Saint-Alban, archéologue et bibliophile érudit.

(2) Cette analyse est citée par l'aimable et savant M. Collet, professeur aux Facultés catholiques de Lyon, page 13 de sa Notice, *Société*

Lefort, d'après cette analyse, suppose que les éléments des eaux sont ainsi combinés : CO^2, 1 gr. 9499 à 1 gr. 9810 ; bicarbonate de soude, 0,85 ; de potasse, 0,08 ; de chaux, 0,93 à 0,95 (puits Rond) ; de magnésie, 0,44 à 0,45 ; de fer, 0,02 ; NaCl, 0,03 ; iodures, arséniates, silicate, traces.

Mais cette analyse, pour importante qu'elle soit, n'est pas le seul document qui puisse nous guider. Les éléments dissous dans l'eau ne sont pas sans valeur, mais la façon dont ils sont groupés, les énergies dont ils sont le dépôt, les éléments impondérables qui se joignent à leur matière ont une valeur thérapeutique au moins égale ; on ne considère plus aujourd'hui la matière, mais l'énergie : « les sources sont des êtres vivants », s'écriait Landouzy lui-même au cinquième voyage d'études médicales (1), et l'illustre professeur Garrigou, dont chacun connaît la compétence incomparable en ces matières, a montré (2) dès 1902 l'insuffisance de l'analyse chimique, fût-elle

Linnéenne de Lyon, 5 juillet 1906. — On peut consulter également la Notice sur la « Station minérale de Saint-Alban », parue sans nom d'auteur à Lyon, Imp. du Salut-Public, 1877. Dans cette dernière, on trouvera l'analyse des eaux de Saint-Alban, faite par le pharmacien Barbe et commentée par le Dr Cartier en 1816, à Lyon, chez Sailly : le manuscrit appartient à la société des Eaux, la brochure se trouve à la bibliothèque de Roanne. Nous remercions M. Chambarlhac, le distingué directeur gérant de l'Etablissement, de nous avoir communiqué le manuscrit si gracieusement. L'analyse de Cartier et Barbe n'a du reste qu'un intérêt historique : elle contient certainement quelques erreurs et elle déroute le lecteur moderne : 1º Par l'expression des calculs en « grains », demi-grains, et sixièmes de grains. 2º Par la désignation des éléments eux-mêmes : oxide (sic) de fer, terre argileuse. — L'analyse d'Orfila, Barruel, Soubeyran, plus récente, citée page 24 de la brochure de 1877 citée plus haut, ne contient pas d'erreurs qualitatives : elle ne mentionne pas le sulfate de chaux découvert (?) par Cartier, et nié catégoriquement par Lefort (Traité de chimie hydrologique, 2e éd., p. 119, cité par Collet, loc. cit., p. 14). Au demeurant, l'analyse d'Orfila et Barruel conclut comme celle de Lefort, à quelques détails près (1,21 de bicarbonate de soude) : mais l'eau analysée avait voyagé, et pouvait s'être évaporée.

(1) Cinquième voyage d'études médicales, Paris, 1904, page 37 (Bibliothèque nationale, Te 163 822 [9]).

(2) GARRIGOU, Historique succinct de l'analyse des eaux minérales de 1850 à 1900, extrait des Annales d'Hydrologie médicale, 1902, pages 7-8.

l'œuvre de Lefort qui pourtant dit-il, « de 1859 à 1866,
était considéré comme le chimiste hydrologue le plus
habile et comme tenant avec Filhol la tête des hommes
compétents dans la science analytique des eaux minérales. » Reprenant la théorie d'Elie de Beaumont, théorie
vérifiée non seulement par l'existence des filons métal-
lurgiques, mais par les reliquats infinitésimaux des
métaux rares, M. Garrigou accorde moins de crédit aux
travaux des ingénieurs des mines, quelque consciencieux
et quelque subtils qu'ils soient (1) qu'aux découvertes de
Burq qui, du reste (2), ont été complétées depuis. L'action
énergétique des eaux minérales est due, en réalité, à trois
ordres de facteurs : la radioactivité, l'état électrique des
eaux et la vertu thérapeutique des ions dissociés par
l'électrolyse naturelle des eaux, enfin les gaz rares.

Ces propriétés des eaux minérales, aujourd'hui scienti-
fiquement étudiées, n'étaient qu'entrevues jadis : encore y
fallait-il du génie : « il faut discerner dans les eaux leur
caractère chimique et leur action dynamique, disait
Dupraz ; il faut, à côté de leur propriétés apéritives,
diurétiques et fondantes, faire aussi la part de leurs
propriétés excitantes, toniques et révulsives (3) ».

Et cette vision géniale était alors nécessairement en-
tourée de quelque mystère ; aujourd'hui, la radioactivité
permet d'expliquer, sinon de calculer même certains
effets : « l'état électrique des eaux minérales, leur ionisation, l'état colloïdal des métaux et, enfin, la radioactivité,
ont jeté une clarté nouvelle sur l'interprétation de leurs
effets physiologiques. C'est ainsi que Garrigou, que de
Heen et Micheels, s'inspirant des belles recherches de

(1) Adolphe Carnot, *Annales des mines*, juillet 1899 (Bibliothèque
Nationale, To 163 822 [8], a publié (Cf., p. 4) toutes les analyses exé-
cutées de juillet 1894 à fin juin 1899. Autant ces analyses sont scrupu-
leuses au point de vue du dosage des éléments pondérables, autant elles
sont muettes non seulement sur le radium, ce qui est évident en 1899,
mais même sur les gaz rares.
(2) Burq, *Origines de la métallothérapie*, Paris, 1882.
(3) Dupraz (1854, cité par Frédéric Monin, *Essai sur les eaux minérales de Saint-Alban*, Roanne chez Durand, 1866).

Bredig, Albert Robin et Bardet sur les ferments métal-
liques, ont assimilé les eaux minérales à des solutions
colloïdales qui leur donnent une grande puissance thérapeutique. L'ionisation minérale, bien étudiée par Frenkel,
est d'une grande importance en hydrologie, d'autant plus
qu'il paraît démontré que dans les eaux douées d'une force
de radioactivité, l'air qui les entoure est lui-même ionisé ;
ce qui explique en grande partie la différence d'action de
l'eau prise à la station, qui est une eau réellement vivante,
avec celle qui est absorbée loin d'elle. Tous ces faits nouveaux rendent compte de la puissance des eaux minérales oligo-métalliques ou indéterminées (1) ». Dans cette
page, un des plus grands cliniciens de notre temps, Huchard, résumait d'une façon saisissante l'action des eaux
minérales. La radioactivité lui paraissait expliquer l'action
analgésiante de certaines eaux ; il attribuait aussi, d'après
Braunstein, à l'ingestion de l'eau radioactive le pouvoir
d'arrêter les fermentations lactiques de l'estomac ; il ajou-
tait que l'eau radioactive facilite l'action zymotique de la
pancréatine ; enfin, il expliquait par là l'inefficacité rela-
tive des eaux transportées loin du griffon et les effets à
longue échéance, absolument analogues aux effets du
radium dont l'énergie s'emmagasine (2).

Le potentiel électrique des eaux minérales et l'état élec-
trolytique de leurs éléments dissous est aussi un facteur
extrêmement important qui a été excellemment mis en
lumière il y a une quinzaine d'années par Elevy (3). Parmi
les facteurs thérapeutiques identifiés par cette doctrine, il
ne faut pas prendre en considération seulement les

---

(1) HUCHARD, *Thérapeutique clinique*, pages 210-211. Cf. A. GAU-
THIER et MOUREU, *Congrès de Rome*, 1907, et *Académie de Médecine de
Paris*, 1908. Voir aussi FOVEAU DE COURMELLES, 4ᵉ et 8ᵉ *année élec-
trique* et les travaux des Dʳˢ Piatot à Bourbon-Laucy, Hamaïde à
Plombières.

(2) HUCHARD, pages 211, 213.

(3) ELEVY, Electrolytes et Eaux minérales, *Archives générales d'hydrologie*, 1898 (Bibliothèque nationale, Te 160 226).

ions (1) des sels dosables, mais aussi les traces infinitésimales des métaux rares qui ne sont révélés que par la
spectroscopie : « Les composés et combinaisons électroly-
tiques qui constituent une eau thermale en font sans
doute une individualité thérapeutique naturelle. Le but
du médecin hydrologue est de rechercher les actions cu-
ratives de chaque eau thermale sur les diverses fonctions
de l'organisme (2) ». Malheureusement, à l'époque où l'hydrologie s'est orientée dans cette voie, Saint-Alban n'était
plus à la période de sa gloire, et personne n'avait soumis
nos eaux à un examen de ce genre avant que nous ne
nous y fussions intéressé. Nous avons pu suppléer d'ailleurs à cette lacune, grâce au zèle précieux et désintéressé
de notre confrère et ami, le Dr Cuguillère, de Toulouse,
qui a commencé ses travaux sous la direction du Pr Garrigou. Ce dernier avait deviné, d'après la seule quantité
du résidu fixe, l'importance de la valeur des eaux de Saint-
Alban en métaux rares.

Nous ne parlons ici que pour mémoire des gaz rares
dont l'étude est plus délicate encore, car même les traces
les plus faibles de ces gaz sont ou peuvent être efficaces.
Le xénon et le néon n'ont pas, du reste, la valeur de l'argon et de l'hélium, si bien mise en lumière par Moissan,
Bouchard et Desgrez. L'intérêt de l'argon consiste dans
ce fait qu'il se trouve, ainsi que l'azote, relativement à
l'oxygène, en plus grande quantité dans le sang qu'il ne
devrait être : Regnard et Schlœsing ont trouvé dans un
litre de sang 20 ^{cm3} 4 d'azote et 0 ^{cm3} 419 d'argon : or, de
par la solubilité de ces deux gaz dans le sérum sanguin,
et leur proportion respective dans l'atmosphère, le sang
ne devrait fournir que 9 centimètres cubes d'azote et
0 ^{cm3} 240 d'argon. D'autre part, Tessier et Desgrez ont

---

(1) Cf. Delherm et Laquerrière, *L'ionothérapie électrique*, Actualités
médicales, 1908 ; Stéphan Leduc, *Les ions et les médications ioniques*,
Paris, 1907, et l'article *Ions* dans le *Dictionnaire de physiologie* de
Charles Richet.

(2) Elevy, *op. cit.*, page 46.

observé que l'azote en injections favorise la résistance à la tuberculose (1).

Quoi qu'il en soit, ces divers effets, ces divers éléments de la thérapeutique hydro-minérale prouvent que l'analyse chimique d'une eau n'est pas tout. La valeur des éléments fluides, colloïdaux, énergétiques, impondérables, n'est pas moins considérable. Un hydrologue des plus distingués en a résumé l'importance dans une communication récente à l'Association internationale de perfectionnement scientifique et médical (2).

Il semble donc que les succès passés d'une station hydro-minérale en général, et en particulier de Saint-Alban doivent être non seulement suivis de succès futurs, mais très inférieurs à ce qu'on est en droit d'attendre de l'avenir. La connaissance que nous avons des ressources à peine entrevues autrefois nous permet d'avancer résolument sur des voies où nécessairement l'on tâtonnait jadis. Ajoutons que le mode d'administration des eaux minérales a reçu quelques perfectionnements du temps : on ne connaissait autrefois que la boisson et le bain ; on préconise, aujourd'hui, non seulement la douche, mais la douche locale, et, dans certaines stations, le lavage intestinal, l'inhalation, la pulvérisation et même l'injection sous-cutanée ; à propos de ce dernier procédé, notons que même l'injection d'eau bicarbonatée contenant plus ou moins d'acide carbonique libre a compté de

(1) DURAND-FARDEL, *argon et hélium dans les eaux minérales*, Rapport au 16ᵉ Congrès international de médecine de 1903. Naud, 3, rue Racine, 1903. (Voir aussi les auteurs cités dans cet article et notamment BOUCHARD et DESGREZ, *Académie des sciences*, 1896. t. CXXIII. p. 969 et année 1895, t. CXXI, p. 392 ; voir enfin RICHET, *Académie de médecine*, 30 décembre 1902 ; et MOUREU, *Annales d'hydrologie*, 1903, tirage à part Bibliothèque nationale, Te 160 250, p. 8. Cf. MOISSAN, *Académie des Sciences*, 29 décembre 1902, pour le crypton, le néon et le xénon.)

(2) VICTOR GARDETTE, médecin consultant aux eaux de Chatel-Guyon, *Scientifica*, n° 63 et *Revue pratique des connaissances médicales*, mars 1913 ; il faudrait citer aussi presque tous les numéros de l'excellente *Gazette des eaux* que dirige le Dʳ Gardette avec tant de science et d'autorité.

chauds partisans : Henderson attribuait à ce procédé
la réparation de la perte d'acide carbonique du sang
provoquée par l'hyperpnée qui se manifeste à la suite
d'opérations douloureuses; Fleig s'est fait chez nous le
défenseur de cette théorie (1) qui a été vivement combat-
tue par un praticien distingué de la Bourboule (2). Nous
approfondirons ailleurs ce débat.

Quoi qu'il en soit du mode d'administration des eaux
minérales en général et de la cause pour laquelle leurs
éléments, dosables ou non, pondérables ou non, produi-
sent tels effets thérapeutiques, la valeur d'une eau quel-
conque dépend néanmoins toujours en grande partie, des
ingrédients qui s'y trouvent dissous; si les progrès de la
géologie, de la spectroscopie, de la physicochimie, per-
mettent de comprendre en partie comment l'efficacité de
ces ingrédients est très sensiblement accrue du fait de leur
présence dans une eau minérale, il n'en reste pas moins
utile de considérer ces éléments eux-mêmes, quitte à mul-
tiplier ensuite leur valeur par le coefficient propre à toutes
les eaux thermales ou à celle qu'on étudie en particulier.

Trois sortes d'éléments principaux composent les eaux
de Saint-Alban et leur constituent une formule, une
« physionomie » thérapeutique bien caractérisée : l'acide
carbonique, les sels alcalins et alcalino-terreux, les métaux impondérables.

L'acide carbonique libre s'y trouve en proportion très
notable : près de deux grammes par litre, ce qui n'est pas
étonnant, étant donné la température fraiche de l'eau à
sa sortie du griffon, et l'absence de sulfates (3). L'agré-

(1) FLEIG, *Bulletin de la Société thérapeutique*, 26 mai 1909 (Bibliothèque nationale, Te 160 282).

(2) SERSIRON, des injections sous-cutanées d'eau minérale en pratique
et en clinique, *Société de médecine de Paris*, avril 1910, communication publiée dans *La Clinique*, 29 avril 1910.

(3) Cf. LABAT, *L'acide carbonique libre et les bi-carbonates alcalins
dans les eaux minérales, leur rôle thérapeutique*, Rapport au Congrès
de Clermont-Ferrand, 1896 : « Ce sont les eaux froides qui sont le plus
chargées (d'acide carbonique) », page 7. Cf., page 4 : « Les eaux sélé-
niteuses dites sulfatées calciques ont peu ou point de gaz libres, souvent
moins que les eaux potables ».

ment que procure au palais une eau fraîche et gazeuse ne doit pas faire oublier aux consommateurs des eaux dites de table que ce gaz est un véritable médicament, dont les indications sont connues et dont le principal, sinon certes le seul emploi, consiste dans l'usage des bains carbo-gazeux.

A ce sujet, la thérapeutique a été savamment réglée par les médecins de Nauheim (Beneke, 1860) de Spa (Wybauw), de Salins-Moutiers (Delastre) et de Royat (Laussedat, Heitz, Mougeot). Ces trois derniers ont, en cela, contribué puissamment à la gloire de la médecine française (1); et, quoi qu'en ait dit l'un d'eux, et non des moins illustres, dans un article qu'il a d'ailleurs, depuis, corrigé sur ce point, ce n'est pas Beneke qui « eut le premier l'idée d'appliquer à la cure des affections cardiaques les bains salés et carbo-gazeux »; c'est Goin, de Saint-Alban, comme nous l'avons dit plus haut, d'après Heitz lui-même (2).

Nous ne pouvons entrer ici dans le détail de la technique, ni dans les conditions qui rendent le bain carbo-gazeux plus efficace, ou qui en modifient les effets, ou qui en corrigent les inconvénients dans des cas dont, jadis, on exagérait singulièrement le nombre. Rappelons seulement qu'avec le bain carbo-gazeux, en en variant la durée, la température, les circonstances concomitantes, la durée d'immersion, on peut, soit élever, soit abaisser la tension artérielle; encore le second de ces effets qui est le plus fréquemment recherché n'est-il que l'effet secondaire du bain : à ce résultat concourent des facteurs divers : irritation de la peau (3), température (4), et surtout

(1) Laussedat, communication à l'Académie de Médecine en 1904, *Annales d'hydrologie*, 1905, tirage à part Te 160 263 (Bibliothèque nationale). — Heitz, *Annales d'hydrologie*, 1904, Te 160 261. — Mougeot, Thèse de Paris, 1905 et *Archives générales de médecine*, 1905.

(2) Heitz, *op. cit.*, page 3. Cf. *Manuel de Crénothérapie*, *loc. cit.*

(3) Wybauw, De l'action du bain carbo-gazeux, ferrugineux, considéré, etc... *Annales d'hydrologie*, 1903, cité par Heitz, *op. cit.*, page 11.

(4) Laussedat, *op. cit.*, page 9.

réflexe d'Abrams (1). La connaissance de ces divers mé-
canismes a diminué le nombre des contre-indications que
les anciens auteurs signalaient consciencieusement faute
de connaître le correctif des effets primitifs du bain : assurément une myocardite grave, une modification sérieuse
et permanente de la pression artérielle, une insuffisance
rénale, contre-indiquent (2 l'emploi du bain carbo-
gazeux ; mais une hypertension fonctionnelle (presclérose
d'Huchard, pseudo-angiosclérose de Von Basch, hyper-
surrénalisme de Vaquez) loin de contre-indiquer l'emploi
des bains carbo-gazeux, le suggère, au contraire ; quant à
l'insuffisance rénale, il faut reconnaître qu'elle ne contre-
indique pas du moins les eaux de Saint-Alban prises en
boisson, puisqu'elles sont achlorurées : et en ce qui concerne l'emploi du bain carbo-gazeux, tout dépend du degré
de l'insuffisance rénale, comme de la myocardite. A part
ces contre-indications, somme toute, peu nombreuses, le
bain carbo-gazeux mérite d'être au premier plan du traitement externe, et c'est lui qui attira jadis tant de Français
à Nauheim ou à Kissingen (3) ; c'est à varier ses formes
qu'on s'est ingénié (4). Pour notre part, nous veillerons,
autant qu'il est en nous, au perfectionnement de l'instal-
lation, et nous avons obtenu de la Direction des encoura-
gements pleins de promesses à ce sujet.

Mais le bain carbo-gazeux n'est pas le seul usage qu'on
puisse faire de l'acide carbonique ; à l'état pur, ce gaz est
un agent thérapeutique des plus intéressants. La décou-
verte et la vulgarisation des anesthésiques de la chimie
organique en ont fait oublier l'usage comme analgésique,
mais les propriétés sédatives et, en outre, antiseptiques et

---

(1) HEITZ, *op. cit.*, page 18. Cf. MERKLEN et HEITZ, *Société médicale
des hôpitaux*, 24 juillet 1903, et ABRAMS, *Med. record*, 5 janvier 1901.
(2) HEITZ, *op. cit.*, page 22-23.
(3) En 1865, LABAT rencontra 200 Français à Kissingen (*Eaux minérales étrangères*, p. 84).
(4) LABAT, *ibid.*, page 14 et *id.* l'*Acide carbonique libre*, etc...
(Bibliothèque nationale, Te 160 208, p. 8). Cf., page 9 : « Le CO² est
excitant du système périphérique ce qui le rend utile aux arthritiques ».

cicatrisantes de ce gaz avaient inspiré jadis de savants
travaux sur son emploi, soit en vue d'attouchements
locaux, pour les ulcères, les dermatoses, la leucorrhée,
la dysménorrhée, l'aménorrhée (Mojon de Gênes, en 1834,
plus tard les gynécologues et les chirurgiens français et
écossais (1), Broca, Maisonneuve, Simpson), soit en inhalations : on ne peut plus, sans doute, en ressusciter la
gloire en ce qui concerne l'anesthésie générale (2) mais
l'inhalation modérée peut produire d'excellents effets :
Ozanam attribuait les effets de l'éther à l'absorption du
carbone qu'il contient et compare aux effets de l'éther
ceux du gaz carbonique (3); on a démontré, d'autre part,
plus récemment, que la présence de quelques traces
de CO^2 dans le sang est nécessaire comme excitant du
centre bulbaire des mouvements d'expiration (Kropeit,
1899; — H. Winterstein, 1900. — Mosso a décrit, en 1898,
sous le nom d'acapnie les phénomènes de malaise consécutifs à la diminution du gaz acide carbonique dans le
sang. Il n'en faut pas plus pour entrevoir les fruits qu'on
peut retirer (4) de l'inhalation bien réglée de ce gaz dans les
formes pulmonaires de l'arthritisme (asthme, emphysème).
Bien entendu, les inhalations ne sauraient être pures, mais
pourvu que le mélange avec l'air en soit dûment réglé,
les effets n'en sont qu'avantageux. On sait, d'ailleurs,
que l'intolérance, dans les expériences de laboratoire, ne
se manifeste, chez certains animaux, qu'à très hautes
doses (5); que même les accidents consécutifs aux inhalations prolongées ne ressemblent en rien aux lésions irré-
parables du globule rouge provoquées par l'oxyde de

(1) LABAT, *op. cit.*, page 7.
(2) *C. R. Académie des Sciences*, 1858, vol. XLVI, pages 417, 420.
(3) OZANAM, *ibid*.
(4) STÉPHANE GREHANT, Thèse de doctorat ès-sciences, Paris, 1905. Cf.
GRÉHANT, in *Journal anatomie et physiologie normale pathologique
de l'homme et des animaux* (Bibliothèque nationale, 8°. Te 38 76),
page 341-342 : « La présence de 1 % d'acide carbonique dans l'air inspiré diminue notablement l'exhalation de l'acide carbonique ».
(5) GRÉHANT, *op. cit.*, pages 63-64 et 73-74.

carbone, mais sont dus à une intoxication de la région motrice du cerveau (1) ; qu'enfin, aux doses thérapeutiques, les auteurs qui ont préconisé la vulgarisation de l'acide carbonique comme anesthésique « efficace et sans danger » ont constaté un réveil presque toujours immédiat et toujours sans troubles après cessation des inhalations (2).

Examinons, maintenant, les eaux de Saint-Alban au point de vue de leurs sels alcalins ou terreux (bicarbonate de chaux, près d'un gramme par litre, bicarbonate de soude, 0,85 c. ; bicarbonate de magnésie, 0,45 c ; bicarbonate de potasse, 0,08 c.).

Le calcium y domine, comme on voit, et suffit à faire classer les eaux de Saint-Alban parmi les bicarbonatées calciques. Or, cela n'est pas sans intérêt dans une station fréquentée par des malades qui relèvent de la thérapeutique carbo-gazeuse. L'action tonique des sels de calcium, leur influence sur le myocarde (3), complètent avantageusement la cure des principaux effets de l'arthritisme vasculaire. D'ailleurs, les eaux « bicarbonatées calciques se montrent moins irritantes et sont plus facilement supportées que les bicarbonatées sodiques (4) ». Il se peut que les hypochlorhydriques en bénéficient spécifiquement; cependant, c'est à tous les arthritiques que les sels de calcium sont pour ainsi dire dédiés, tant ils amendent les principaux troubles qui caractérisent cet état : formes infantiles (dystrophie dentaire, migraine, angines) ; accidents de l'adolescence (chloroanémie, dysménorrhée, lymphatisme, tendance à la scoliose), épreuves de l'âge adulte et surtout du retour d'âge et de la cinquantaine (presclérose,

(1) Bannes, Thèse de Paris, médecine, 1897, pages 64.
(2) Ozanam, *loc. cit.*
(3) Cf. Pouchet, *Précis de Pharmacologie*, page 613 : « Le carbonate de chaux est un anti-acide précieux, un absorbant, un agent protecteur... un tonique reconstituant » et page 612 : « Le myocarde est particulièrement sensible à l'action du calcium dont la présence en petite quantité est indispensable à l'entretien de ses propriétés rythmiques ».
(4) *Ibid.*, p. 602.

prébrightisme, diabète, arthrite chronique). Que l'on groupe tous ces désordres sous le nom de neuro-arthritisme ou de décalcification, les eaux de Saint-Alban n'en sont pas moins matière à une thérapeutique causale.

L'action des sels de chaux n'est d'ailleurs pas très différente de celle du bicarbonate de soude et elle présente des avantages que celui-ci ne saurait fournir (1), même pour les dyspepsies (2), et surtout pour les complications hépatiques et rénales (3), les maladies de la nutrition, sans parler des dermatoses (4).

Du reste, le bicarbonate de soude n'est pas absent des eaux de Saint-Alban, il s'y trouve en proportions assez faibles pour qu'on puisse utiliser largement les eaux en boisson et pour qu'on n'ait pas à redouter cette « cachexie alcaline » qui est d'ailleurs une mauvaise plaisanterie (5); et il s'y trouve en quantité assez considérable pour procurer quelques-uns des effets si bien décrits par Linossier, si complexes, d'ailleurs, et, par là même, si contestés par tant d'auteurs (6), mais déjà notables à faible

(1) « Nous manquons de données expérimentales pour décrire une différence entre l'action des eaux bicarbonatées sodiques et celle des bicarbonatées calciques ». Ainsi s'exprime Linossier dans le *Traité des maladies de l'estomac*, de Soupault. Cette action « est vraisemblablement très analogue mais le sel de chaux a une action plus sédative » (p. 15-16 du tirage à part).

(2) Cf. Arnozan, *Traité de Thérapeutique*, t. II, 109. « Certains sels de calcium ont une vieille réputation dans le traitement des dyspepsies stomacales... et des entérites, réputation qu'ils doivent sans doute à leurs propriétés absorbantes et anexosmotiques. Le carbonate de chaux qu'on donnait autrefois sous le nom de poudre de marbre, d'yeux d'écrevisses... neutralise les acides et absorbe les gaz de l'estomac ».

(3) Cf. Simon, *Considérations sur le traitement par les eaux minérales de Pioule, bicarbonatées calciques froides*, 1888 (Bibliothèque nationale, Te 163 1259 *bis*).

(4) Nepple, *Journal de médecine de Lyon*, 1843, cité par Péladan, *op. cit.*, pages 131-132, attribue au carbonate de chaux les effets des eaux de Saint-Alban dans les dermatoses.

(5) « La cachexie alcaline est une erreur ». (Huchard, *Thérapeutique clinique*, p. 192). Cf., *ibid.*, p. 217, les citations de Chomel (1734), de Frenkel (de Toulouse) et des thèses de Yaveine et Pasalski.

(6) Linossier, *op. cit.*, page 6 et sq. « Ce qui complique l'action du médicament ce sont ses effets sur les autres organes » (page 9).

dose (1), et, assurément accrus, dans tous les cas, par le véhicule naturel du sel alcalin (2) et, en outre, dans certaines circonstances, par la température des eaux (3), par leur richesse en acide carbonique (4), par l'action sédative du climat et par le régime alimentaire ou psychique (5) que l'on peut instituer partout et dont les ressources sont naturellement assez indiquées à Saint-

(1) CLAUDE BERNARD avait déjà formulé en 1859 cette loi citée par Hu-CHARD : « Le bicarbonate de soude, à petite dose, excite la sécrétion gastrique ». (Cf. HUCHARD, *op. cit.*, p. 196). Cela ne veut pas dire, bien entendu, que les petites doses soient toujours suffisantes. Rappelons encore à ceux qui craignent les hautes doses que le bicarbonate de soude n'est toxique dans la plupart des cas qu'à des doses énormes. On peut lire avec intérêt, à ce sujet, la thèse de Blatter (Paris, médecine 1909 : *Recherches expérimentales sur les altérations cellulaires des glandes gastriques, phosphore et bicarbonate de soude*). Il ne faut donc pas s'étonner que dans certains cas (tabes, diabète), les auteurs les plus compétents préconisent le bicarbonate de soude jusqu'à 10 ou 20 grammes. Voir à ce sujet HUCHARD, *op. cit.*, page 203 et FIESSINGER, *La thérapeutique en vingt médicaments*. Même pour les gastropathies, nous ne disconvenons pas de l'opportunité qu'il y a à dépasser parfois les doses de 5 et de 10 grammes par jour; dans de tels cas, les malades ne relèvent évidemment pas de Saint-Alban, mais de Vichy. Notons toutefois qu'on peut prendre à Saint-Alban jusqu'à 2 grammes environ par jour, les anciens auteurs ayant donné impunément 8 à 12 verres par jour.

(2) « Les effets grandioses » des eaux minérales dans les dyspepsies, « montrent notre thérapeutique médicamenteuse sous un jour assez piteux » (BOAS, *Allgemeine diagnostik und Therapie der Magenkrankheiten*, cité par LINOSSIER, page 1).

(3) Les sources froides sont « les plus excitantes », LINOSSIER, page 4.

(4) BINET, Thèse de Paris, 1904-1905 (26 janvier). *Les Alcalins*, pages 370. « Des trois sels que nous avons mis en usage, bicarbonate de Na, mg., craie pr., un seul se montre excitomoteur, le bicarbonate de soude. Nous attribuons cette action au gaz qu'il dégage de l'estomac. Ce qui fait que la mg. ne produit pas cet effet, c'est que précisément elle est décarbonatée ».

(5) LABAT, dans les ouvrages que nous avons cités, a insisté avec raison sur la diététique observée par les malades de Kissingen et de Nauheim et sur le danger que font courir aux clients des stations thermales les bals et jeux de hasard. Nous ferons en sorte, avec la puissante collaboration de M. l'Ingénieur-Gérant, d'éluder indéfiniment ces prétendus auxiliaires et de contribuer dans toute la mesure de nos forces au développement des sports favorables, des spectacles et des récréations honnêtes. Notre distingué collègue, le Dr REURE, dans le *Centre médical* du 1er juillet 1909, a excellemment insisté (p. 9) sur la cure de repos et l'aérothérapie qui complètent fort heureusement la cure de Saint-Alban.

Alban pour que nous soyons décidé à les y mettre en œuvre (1).

Nous ne saurions passer sous silence le potassium (2) dont il existe quelques centigrammes dans les eaux de Saint-Alban, et dont les effets sur les fonctions de désassimilation sont bien connus.

Enfin le magnésium, « élément essentiel de l'organisme », « qui prédomine dans les tissus riches en nucléine et nucléo-albumine » et « paraît jouer un rôle prépondérant dans les échanges des cellules nerveuses, spermatiques et musculaires (3) », le magnésium, enfin, si éloquemment préconisé par Deschamps, dans son beau livre des *Maladies de l'énergie*, paraît être un élément important de l'efficacité des eaux de Saint-Alban.

Restent les éléments impondérables, au nombre desquels nous comptons le fer (environ 2 centigr. par litre). Le Dr Reure a rappelé fort à propos, d'après Soulier, que le gaz acide carbonique en rend les effets plus sûrs (4).

Les silicates ne sont pas négligeables non plus. Félix (5), de Bruxelles, dans une excellente étude, a rappelé que le silicate de soude, « toxique à haute dose... est antiseptique à petites doses, antifermentescible », et qu'il « dissout à froid l'acide urique ». Peut-être serait-il juste

(1) Cf. HUCHARD, page 216 : « Cela revient à dire que l'action thérapeutique » n'est pas seulement due aux eaux, mais « est aussi l'œuvre des médecins ». — Le Dr SERVAJAN, dans la brochure qu'il consacra en 1884 à « *l'action physioloque et thérapeutique des eaux minérales de Saint-Alban* » (Paris, Masson, page 37), cite Boyer de Montpellier : « Je fais des vœux pour que des médecins fondent des maisons de santé en des endroits montueux, bien choisis, où se trouvent des eaux fraîches, vives, pures, et qu'il adoptent une manière de vivre simple, calme, analogue à ce qu'enseigne la nature ». Ce programme est tout réalisé à Saint-Alban.

(2) POUCHET, page 604 et 605 : on voit « la quantité des différents matériaux éliminés par l'urine, augmenter sous l'influence du potassium ». On sait aussi que les sels de ce métal « et surtout les combinaisons de la potasse avec les albuminoïdes exaltent l'activité de certaines zymases ».

(3) POUCHET, pages 613.

(4) REURE, *loc., cit.*

(5) FÉLIX, *Silicates alcalins* (Bibl. nat., e. 151, 1595), page 8.

de lui attribuer les succès que les eaux de Saint-Alban ont fait remporter à nos prédécesseurs dans les affections des muqueuses.

Enfin les arséniates, à l'état de traces infinitésimales, pourraient revendiquer la même gloire contre les derma-toses que l'on traitait jadis à Saint-Alban (1), et qui nous paraissent d'ailleurs pouvoir être considérées comme des conséquences des états scrofuleux (Goin) ou herpétiques (*id.*), c'est-à-dire d'états qui relèvent également de la cure de recalcification. Les savantes recherches du Dr Cuguil-lère ont décelé, en outre, des traces relativement impor-tantes de zinc, de cuivre, de plomb, d'antimoine, d'étain, d'argent, de titane, de manganèse, de glucinium, de gal-lium. Encore le dernier mot de l'analyse n'est-il pas dit, comme on l'a vu dans la Lettre qui sert d'introduc-tion à ce travail. Mais n'anticipons point sur l'avenir. Nous avons achevé d'énumérer toutes les richesses connues des eaux de Saint-Alban. Comme il est permis de l'inférer de ce seul examen de leur contenu, tout converge dans ces eaux pour lutter contre les di-verses tares du neuro-arthritisme, et pour stimuler le foie, dont les lésions ou les désordres sont toujours à envi-sager dans cette diathèse, soit que l'on considère la glande hépatique comme victime, soit qu'on la considère comme coupable, ou, en d'autres termes, que ses lésions et défaillances soient primitives ou secondaires (2).

La fonction biliaire est la première en cause ; les eaux alcalines, en détergeant les voies biliaires (3), luttent avec efficacité contre la cholémie (4) et ses conséquences.

---

(1) ARNOZAN, *op. cit.*, t. 1, p. 255.

(2) Cf. GOUGET, *l'insuffisance hépatique*, 1 vol. Paris, 1913.

(3) HUCHARD, *op. cit.*, p. 217. « En raison de leur action spéciale sur les fonctions du foie, et sur les voies biliaires, on comprend encore que ces eaux doivent modifier favorablement les dyspepsies dépendant des maladies de ces organes ».

(4) GILBERT et LEREBOULLET (*Journal médical français*, 15 mars 1910), n'ont pas nommé Saint-Alban parmi les eaux dont relève « la cholémie simple familiale » ; mais ils préconisent « la cure de diurèse » et « les alcalins ». (Bibliothèque nationale, 4, Td 115, 454, p. 10). — Cf. les au-

— La fonction glycogénique n'en est pas moins justiciable; Dufour (1) a montré « qu'il y a toujours plus de glycogène dans le foie de l'animal qui a reçu du bicarbonate de soude » ; or « les recherches de M. Royer ont montré qu'un foie qui ne contient pas de glycogène n'arrête pas les poisons venus de l'intestin ». Enfin, la fonction uropoiétique se ressent favorablement de l'usage des eaux de Saint-Alban, cependant que les déchets d'acide oxalique ou urique sont éliminés par la diurèse. Les multiples formes que revêt l'état caractérisé par cette rétention des déchets azotés dans le sang ont toutes été plus ou moins enregistrées par les auteurs, comme des indications de la cure : Nepple a vu diminuer l'obésité (2) ; Goin, les hémorrhoïdes ; tous deux les douleurs néphrétiques chroniques (3) ; Goin a fait, sous un autre nom, le portrait du « prébrightisme » tel que Dieulafoy l'a décrit, tel que Huchard l'a nommé : « céphalalgies fixes, lypothimies (*sic*), réveils en sursaut, craintes, alarmes sans cause (4) » ; c'est sans doute en agissant sur le foie que ces eaux rétablissaient la nutrition et mettaient fin à tant de dermatoses classées et guéries par Nepple ; c'est par le même mécanisme qu'elles agissent sur ces états nerveux d'origine toxi-infectieuse ou auto-toxique : « pendant l'usage des eaux, dit Goin, les hypochondriaques et les hystériques sont continuellement dans une grande agitation, qui est remplacée ensuite par une quiétude et une tranquillité remarquables » (5). Sans nier l'action

ciens auteurs : Papillon, *Rapport sur les eaux minérales naturelles*, lu à l'Académie de médecine, Paris, Baillière, 1841. « L'eau acidule », dit-il de ces eaux au premier rang desquelles il vient de nommer Saint-Alban, « est généralement favorable aux personnes d'un tempérament sec, bilieux, etc. » et Goin, *Mémoire*, page 23 : « Les fluxions hémorrhoïdaires se dissipent après avoir été toutefois stimulées ou rappelées ».

(1) Dufour, influence des alcalins sur la glycogénie hépatique, *Société de Biologie*, 15 mars 1890 (Te 93, 80), pages 11, 13.

(2) Nepple, *op. cit.*, page 13.

(3) Nepple, page 129 ; Goin, page 17-19.

(4) Goin, page 21-22.

(5) *Id.*, page 23.

des eaux sur les états nerveux primitifs, nous avons dit ailleurs que les états neurasthéniques relèvent trop souvent de l'arthritisme, d'une insuffisance glandulaire, hépatique notamment, pour ne pas faire cadrer ici ces divers effets, si évidemment groupés par le bienfait commun qu'ils doivent aux mêmes causes (1) : c'est en ce sens que « le nervosisme… réclame des eaux peu minéralisées, relativement sédatives et très peu excitantes », au nombre desquelles Senac-Lagrange (2) cite « les bicarbonatées calciques, bicarbonatées mixtes » ; — par le même mécanisme enfin, les congestions utérines accompagnées de dysménorrhée, de leucorrhée, etc., localement améliorées déjà par le traitement carbo-gazeux, ont bénéficié de l'eau, même en boisson (3).

Ainsi, les indications des eaux de Saint-Alban qui paraissent multiples, quand on lit les travaux de nos premiers prédécesseurs, peuvent, à la faveur des conceptions récentes se résumer en un seul mot : **neuro**-arthritisme. C'est ce que notre propre expérience nous avait inspiré, après cinq années consacrées à une étude et à une pratique plus spéciales des névroses et psycho-névroses ; c'est ce qui nous parut confirmé par nos premiers résultats à Saint-Alban ; c'est ce que l'autorité du Pr Garrigou nous a garanti d'après le seul examen des échantillons soumis à son analyse et à sa magistrale induction : les nerveux sont, selon l'aveu spontané du maître, au premier rang de ceux qui doivent bénéficier de ces eaux ; les arthritiques, au second ; c'est d'ailleurs ce que ne démentiraient pas les conclusions des Drs Servajan et Galland-Gleize, anciens médecins de l'établissement

---

(1) *Journal de médecine de Lille*, janvier 1910.

(2) *Annales d'hydrologie et de climatologie médicales*, 1897, tirage à part Te 160 210, p. 47.

(3) GOIN, page 23 et NEPPLE, page 34-38, paraissent avoir traité avec succès ces malades que Landouzy appelle les juxta-utérines, lymphatiques, par opposition aux utérines excitables. (*Voyage d'études médicales*, 1904).

thermal (1); c'est ce que suggère enfin l'excellent article déjà cité du Dr Reure qui exerce à Saint-Alban avec l'autorité que l'on sait. En fallait-il plus, en fallait-il même autant pour nous attacher à cette station lorsque le surcroît de nos occupations « para-médicales » nous eut obligé de circonscrire à la période d'été les loisirs qu'il nous est donné de consacrer, du moins sans interruption, à la médecine? Si nous mettons à la disposition de nos confrères des trésors thérapeutiques jusqu'ici relativement méconnus, et spécialement offerts aux malades que nous avons le plus étudiés, nous espérons que ceux-ci se féliciteront de notre choix. Nous pourrions ajouter que nos prédécesseurs, aidés par la direction de l'établissement thermal, ont fort bien aménagé les appareils hydrothérapiques qui sont pourvus déjà des principales ressources désirables, et qu'on a disposé aussi, dans l'établissement, des cabines où se donnent les bains térébenthinés, dont les heureux résultats dans l'arthrite chronique sont indiscutables. Nous espérons que ces divers engins thérapeutiques seront de nature à inspirer confiance au corps médical : Dieu veuille que nous n'en déméritions pas !

Dr ROBERT VAN DER ELST.

(1) SERVAJAN, *op. cit.* DU MÊME, *Eaux minérales de Saint-Alban au point de vue clinique,* etc., et enfin *Étude clinique sur le traitement par l'acide carbonique ;* et surtout GALLAND-GLEIZE, *Station hydrominérale de Saint-Alban : les principales applications de ces eaux,* Roanne, 1892, *passim.*

INDEX ALPHABÉTIQUE

PARIS — IMPRIMERIE LEVÉ, RUE CASSETTE, 17.

STATION THERMALE
DE SAINT-ALBAN-LES-EAUX (LOIRE)

1°. — Etablissement thermal.

Direction : M. Georges CHAMBARLHAC ingénieur des Arts et Manufactures, Gérant de la Société des Eaux minérales.

Personnel : M. RIMAUD, doucheur, masseur, pédicure.
Mme FRADIN, doucheuse, masseuse.
Mme EPINAT, caissière.
Mme BOUTTET, préposée aux bains.
Mme PAIRE, préposée à la buvette.

Casino : M. COUTAUDIER, directeur-gérant.

2°. — Médecins.

Dr H. REURE, villa des Princes.
Dr R. VAN DER ELST, villa de la Gare.

3°. — Pharmacien.

N***, à Saint-Alban.
MM. LAFAY, à Saint-André d'Apchon et à Villemontaix.

4°. — Massage, Ventouses, Gymnastique suédoise, Culture physique

Mme et Mlle PERMANÉ, de Paris, masseuses diplômées,
(à Saint-Alban l'été).